RECHERCHES EXPÉRIMENTALES

SUR LES FONCTIONS

DES NERFS, DES MUSCLES DU LARYNX

ET SUR L'INFLUENCE

DU NERF ACCESSOIRE DE WILLIS

DANS LA PHONATION;

Par F.-A. LONGET,

Docteur en médecine de la Faculté de Paris, professeur d'anatomie et de physiologie,
chirurgien de la première succursale de la Maison Royale de St-Denis,
membre de la société anatomique.

PARIS.

CHEZ BÉCHET ET LABÉ, LIBRAIRES DE LA FACULTÉ DE MÉDECINE,

Place de l'École-de-Médecine, 4.

JUILLET 1841.

RECHERCHES EXPÉRIMENTALES

SUR LES FONCTIONS

DES NERFS, DES MUSCLES DU LARYNX

ET SUR L'INFLUENCE

DU NERF ACCESSOIRE DE WILLIS

DANS LA PHONATION.

IMPRIMERIE ET LITHOGRAPHIE DE FÉLIX MALTESTE ET Ce,

18, rue des Deux-Portes-St-Sauveur.

RECHERCHES EXPÉRIMENTALES

SUR LES FONCTIONS

DES NERFS, DES MUSCLES DU LARYNX

ET SUR L'INFLUENCE

DU NERF ACCESSOIRE DE WILLIS

DANS LA PHONATION ;

Par F.-A. LONGET,

Docteur en médecine de la Faculté de Paris, professeur d'anatomie et de physiologie,
chirurgien de la première succursale de la Maison Royale de St-Denis,
membre de la société anatomique.

PARIS.

CHEZ BÉCHET ET LABÉ, LIBRAIRES DE LA FACULTÉ DE MÉDECINE,

Place de l'École-de-Médecine, 4.

JUILLET 1841.

RECHERCHES EXPÉRIMENTALES

SUR LES FONCTIONS

DES NERFS, DES MUSCLES DU LARYNX

ET SUR L'INFLUENCE

DU NERF ACCESSOIRE DE WILLIS

DANS LA PHONATION.

On connaît les nombreuses controverses qui se sont élevées sur la distribution des *nerfs* laryngés dont, suivant les uns, le supérieur se distribuerait aux muscles qui resserrent la glotte et l'inférieur exclusivement à ceux qui la dilatent; tandis que, selon d'autres anatomistes, ce dernier enverrait des filets à tous les muscles du larynx, constricteurs et dilatateurs de la glotte, excepté au crico-thyroïdien. Entre les expérimenta-

---

(1) Les principales expériences relatées dans ce mémoire ont eu pour témoins MM. *Flourens* et de *Blainville* : elles ont été reproduites, à plusieurs reprises, devant les personnes qui suivent nos leçons particulières à l'École pratique.

teurs, les dissidences ne sont pas moindres; car ceux-ci considèrent le nerf récurrent comme le seul nerf vocal et ceux-là font jouer aussi au laryngé supérieur un rôle important dans la phonation. Quant aux neuf petits *muscles* (1) qui appartiennent en propre au larynx, s'entend-on mieux sur leur mode d'agir, et avant d'affirmer que tel nerf anime exclusivement les *agens dilatateurs de la glotte*, a-t-on bien acquis la certitude que ceux que l'on dénomme ainsi sont réellement ce qu'on les suppose? Dans cette doctrine, le muscle crico-arythénoïdien latéral, par exemple, qui est regardé comme dilatant cet orifice, en est réputé constricteur par des physiologistes recommandables, et l'arythénoïdien lui-même, qui remplit si clairement ce dernier usage, ne sait-on pas qu'un anatomiste moderne l'en a dépossédé pour lui en attribuer un autre tout à fait opposé? Qui croirait qu'un des savans les plus distingués de l'Allemagne, Mayer de Bonn, enseigne que le crico-thyroïdien, aidé du thyro-hyoïdien, sert à relâcher les cordes vocales, à dilater la glotte? et néanmoins, quand on vous dit que le laryngé supérieur anime seulement *les agens qui la resserrent*, ce sont ces mêmes muscles arythénoïdien et crico-thyroïdien que l'on a en vue.

Nos recherches nous paraissent avoir jeté quelque jour sur ces matières, et comme ici il ne fallait que des yeux pour voir, des oreilles pour entendre, nous nous somme gardé de faire intervenir l'imagination, à l'exemple de beaucoup d'auteurs : en nous efforçant de trouver, expérimentalement, les causes d'une telle divergence dans leurs assertions, nous avons été parfois assez heureux pour reproduire, à volonté, quelques-uns des résultats contradictoires qu'ils ont fait connaître et pour en signaler d'autres qui étaient demeurés inaperçus. Afin d'étudier d'une manière sûre et facile, à l'aide du galvanisme, sur l'animal récemment tué, le jeu de chacun des muscles du larynx, on conçoit que le choix d'animaux d'une taille élevée (*cheval, bœuf*) était tout à fait indispensable, tandis que le chien (2) pouvait être employé pour rechercher l'influence des nerfs laryngés sur la phonation et sur la respiration.

---

(1) Je fais abstraction d'autres faisceaux musculaires tels que les *arythéno-épiglottique, thyro-épiglottique*, etc., que l'on rencontre chez certains animaux.

(2) Quelques expériences comparatives ont été faites sur des chats et des lapins.

§ I. — Expériences sur les nerfs laryngés supérieurs.

Action des muscles crico-thyroidiens.

A. Effets qui résultent de la section de ces nerfs. — J'avais récemment avancé (1) que, d'après mes expériences, les laryngés supérieurs ne me semblaient point influencer la phonation. Cette opinion, conforme d'ailleurs à celle de plusieurs physiologistes et en particulier de Bischoff, connu par ses précieuses recherches sur le nerf spinal (2), était en opposition avec le sentiment de quelques autres expérimentateurs au nombre desquels je citerai Dupuytren (3) ; le physiologiste allemand (op. cit., p. 27) s'exprime ainsi : « *Duobus canibus laryngœum superiorem utrimque dissecui, sed neutrius canis vox nec post plures quidem dies mutata est..... Hujus rei testes erant Tiedemannus et Arnoldus.* » Au contraire, Dupuytren (mém. cit., p. 19) affirme que « de la section des nerfs laryngés supérieurs, sur les chiens, résulte un affaiblissement de la voix avec une raucité assez désagréable. »

En coupant, comme dans mes précédentes épreuves, les deux laryngés supérieurs au-dessus du cartilage thyroïde et dans le lieu où ils traversent la membrane thyro-hyoïdienne pour pénétrer dans l'intérieur du larynx, la voix n'a jamais été modifiée ; tandis qu'en opérant la section de ces nerfs dans un endroit plus élevé et avant leur division en rameaux laryngés interne et externe, la voix est constamment devenue rauque. Comme, chez le chien, ces deux rameaux se détachent quelquefois isolément de la portion cervicale du pneumo-gastrique et que l'interne est le plus volumineux et le plus facile à découvrir, il a pu arriver à des physiologistes de ne couper que celui-ci et de croire avoir entièrement divisé le nerf laryngé supérieur ; on comprend donc que, suivant la hauteur à laquelle l'expérimentateur aura pratiqué sa section et selon le rameau auquel il l'aura appliquée, il aura constaté ou non un changement dans les sons vocaux. Telle est la raison simple des dissidentes opinions émi-

---

(1) Comptes-rendus de l'Académie des sciences, 10 mai 1841.

(2) Nervi accessorii Willisii anatomia et physiologia. Heidelberg, 1832.

(3) Expériences touchant l'influence que les nerfs du poumon exercent sur la respiration. Dans Biblioth. méd., t. xvii, 1807.

ses à propos de l'action du laryngé supérieur sur la voix; mais, la conséquence intéressante des expériences variées auxquelles nous avons soumis ce nerf, c'est que, de ses deux divisions, *l'externe seule*, qui distribue ses filets aux muscles constricteur inférieur du pharynx et crico-thyroïdien, *a de l'influence sur la phonation*; or, le premier de ces muscles n'agissant sur celle-ci que d'une manière inappréciable (1), et comme
nous le verrons plus bas, le muscle arythénoïdien n'étant pas sous la dé-
pendance du laryngé interne, il est évident que la raucité de la voix ne
doit être alors rapportée qu'à la paralysie des muscles crico-thyroïdiens.
Je le démontre, d'une manière péremptoire, en ne coupant que leurs filets
nerveux (2) dans le point où ils apparaissent au-dessous et en dedans des
muscles sterno-thyroïdien; en effet, après la section isolée de ces filets,
on ne manque jamais d'observer dans la voix les mêmes changemens
qu'entraîne la section entière des laryngés supérieurs.

Du reste, le mode d'action des muscles crico-thyroïdiens se vérifie avec
facilité sur l'animal vivant; quand celui-ci pousse un cri, on voit (et cela a
déjà été vu), l'arc antérieur du cartilage crycoïde se relever fortement et se
rapprocher du bord inférieur du thyroïde, au-dessous duquel il peut même
s'engager, chez quelques animaux, tandis que l'arc postérieur du cricoïde
surmonté des arythénoïdes (3) auxquels s'insèrent les lèvres inférieures
de la glotte, se renverse en arrière et conséquemment s'éloigne de l'angle
rentrant du thyroïde, d'où la tension mécanique des replis vocaux: or,
cette tension étant une des conditions essentielles de la voix, celle-ci doit
nécessairement se modifier par l'absence d'une condition aussi importante, et de plus elle doit acquérir de la raucité par cela même que les

---

(1) Galien, Fabrice d'Aquapendente et quelques physiologistes de nos jours
ont admis que ce muscle (*constricteur pharyngien inférieur*) pouvait, en rapprochant les ailes du thyroïde, concourir au rétrécissement de la glotte et rendre
les sons plus aigus. Or, sur des chiens, en serrant ce cartilage entre les doigts,
j'ai plus fait assurément que ne peut faire le constricteur inférieur du pharynx,
et néanmoins, je n'ai pu obtenir qu'une augmentation à peine sensible d'acuité
dans les sons qui au contraire devenaient plus graves si le thyroïde était pressé
d'avant en arrière.

(2) Pour les trouver facilement, il faut les chercher sur des chiens d'une assez
forte taille.

(3) Ceux-ci, devenus fixes, suivent le mouvement imprimé à la plaque postérieure du cricoïde.

cordes vocales sont détendues. En effet, selon que l'on détend plus ou moins celles-ci, après la mort, sur un larynx, dans lequel on pousse de l'air avec force, l'espèce de voix ou de son que l'on produit alors ne manque jamais d'offrir un degré de raucité variable.

C'est donc à l'analyse expérimentale, portée, dans ce cas, plus loin qu'on ne l'avait fait, que nous devons d'avoir pu reconnaître que les laryngés supérieurs influencent la voix, seulement à l'aide des filets qu'ils fournissent aux muscles crico-thyroïdiens, qui sont tenseurs des cordes vocales, et dont le mode d'agir dans la phonation se démontre par une expérience simple et directe.

La section des laryngés supérieurs ne compromet point la respiration et n'apporte aucun obstacle à l'introduction de l'air dans les voies respiratoires : on se l'explique d'une manière satisfaisante en se rappelant que les muscles crico-arythénoïdiens postérieurs qu'anime le récurrent, et qui paraissent être les seuls muscles respiratoires du larynx, peuvent continuer à dilater la glotte, lors de chaque inspiration. Mais, sur un animal auquel on a divisé les récurrens, et dont la respiration s'effectue encore sans trop de gêne, vient-on à couper les laryngés supérieurs, ou seulement leurs filets des crico-thyroïdiens, de suite l'état de la respiration devient *parfois* tellement alarmant (1) qu'il faut pratiquer la trachéotomie pour sauver l'animal. Ce résultat, digne d'attention, sera examiné seulement quand nous étudierons les fonctions des nerfs laryngés inférieurs.

B. Effets obtenus avec les irritans mécaniques et le galvanisme. — Le pincement du rameau laryngé interne est très douloureux : on s'en rend compte facilement, quand on sait que ce rameau procure à la muqueuse du larynx son exquise sensibilité : soumis au même mode d'irritation, le laryngé externe m'a paru à peu près insensible.

J'ai galvanisé, sur plusieurs chiens, chevaux et bœufs, le *rameau laryngé interne*, sans susciter la plus légère convulsion du muscle arythénoïdien ; ce rameau, selon nous, exclusivement sensitif, n'a donc pas pour mission de faire contracter ce muscle, comme l'avance M. Magendie (ELÉM. DE PHYSIOL., 1836, t. I, p. 288 *et passim*). Assurément on

---

(1) Ce phénomène ne s'observe que chez les animaux un peu jeunes ; il est surtout très manifeste chez les lapins.

aperçoit sans difficulté, même chez l'homme, surtout chez le cheval et le bœuf, des filets du laryngé interne qui pénètrent dans l'épaisseur de l'arythénoïdien ; mais ne voit-on pas aussi des ramifications nombreuses de la cinquième paire pénétrer les muscles de la face ? Et pourtant, vous n'obtiendrez jamais de contractions dans ceux-ci, en galvanisant ces ramifications, pas plus que nous ne pouvons en développer dans l'arythénoïdien, par l'irritation galvanique des filets dont il s'agit (1). Par opposition, le galvanisme appliqué à un certain rameau du récurrent (*laryngé inférieur*) fera éclater dans ce muscle, comme je le dirai plus bas, les contractions les plus manifestes.

Le résultat négatif que l'application galvanique au laryngé interne nous a permis de signaler s'accorde donc parfaitement avec les effets négatifs que, du côté de la phonation, la section de ce nerf nous avait d'abord fait constater. Par conséquent, il nous semble tout à fait inexact de croire, avec le même physiologiste, que l'altération de la voix, occasionée par la section des nerfs laryngés supérieurs, dépende de la paralysie du muscle arythénoïdien. (Op. cit., t. ɪ, p. 302.)

Nous avons prouvé que cette altération dépend, au contraire, de la paralysie des seuls muscles crico-thyroïdiens.

Enfin, applique-t-on le galvanisme au *rameau laryngé externe*, le constricteur inférieur du pharynx se contracte immédiatement, et si, chez le cheval ou le bœuf (2), on porte son attention sur les cordes vocales, on les voit se tendre manifestement, à la suite des contractions des muscles crico-thyroïdiens : je n'ai point observé néanmoins qu'alors des mouvemens bien sensibles eussent lieu au niveau de la glotte ou dans les cartilages arythénoïdes.

Au rapport de Valentin et de Krimer, les choses se passeraient autrement; le premier (DE FUNCT. NERV. CEREBRAL. ET NERVI SYMPATH. Berne, 1839, p. 47), en parlant du laryngé supérieur, s'énonce ainsi : « *Simul verò vis ejus motoria aliqua dubitari nequit ; sin enim in cadavere*

---

(1) Ces filets paraissent se rendre définitivement à la muqueuse de l'intérieur du larynx ; mais, serait-il prouvé que quelques-uns s'arrêtassent dans l'arythénoïdien, qu'il faudrait nécessairement les regarder comme seulement consacrés à la sensibilité et à la nutrition de ce muscle. La même remarque s'applique aux filamens que la cinquième paire semble fournir aux muscles de la face.

(2) Le larynx du bœuf n'offre ni cordes vocales supérieures, ni ventricules.

equi irritatur, minores laryngis musculi convelluntur. » Le second (PHYSIOL. UNTERSUCHUNGEN, 1820, p. 142) avance « qu'ayant irrité es laryngés supérieurs avec un instrument acéré, il vit les cartilages de la glotte se mouvoir, et celle-ci *s'ouvrir et se fermer comme dans la respiration.* » On pourrait, assurément, exiger plus de précision, plus de rigueur, dans le langage du physiologiste de Berne. En effet, par ces expressions, *minores laryngis musculi convelluntur,* il n'a pas pu vouloir dire que tous les muscles du larynx sont convulsionnés par l'excitation des nerfs laryngés supérieurs ; mais quels muscles sont dans ce cas? Cet expérimentateur s'abstient de le signaler. Ces nerfs, de l'aveu de tous les anatomistes, ne se distribuant pas aux muscles qui dilatent la glotte, comment néanmoins Krimer, dans ses expériences, l'aurait-il vu s'ouvrir comme lors de l'inspiration? Les assertions de ces auteurs ont d'autant plus lieu de surprendre que, dans leurs épreuves, ils ont fait usage des simples irritans mécaniques; or, ceux-ci, appliqués aux cordons nerveux, suscitent des contractions musculaires infiniment moins énergiques et moins apparentes que celles qu'on obtient par l'emploi du galvanisme; comment donc se fait-il, qu'avec cet agent et des animaux d'une si grande taille, c'est-à-dire avec les conditions les plus favorables, nous n'ayons jamais pu, devant nos honorables témoins, reproduire aucun des résultats annoncés par ces expérimentateurs?

§ II. — EXPÉRIENCES SUR LES NERFS LARYNGÉS INFÉRIEURS OU RÉCURRENS.

ACTION DES MUSCLES ARYTHÉNOÏDIEN, CRICO-ARYTHÉNOÏDIEN LATÉRAL, CRICO-ARYTHÉNOÏDIEN POSTÉRIEUR, ET THYRO-ARYTHÉNOÏDIEN.

A. EFFETS QUI RÉSULTENT DE LA SECTION DE CES NERFS. — Chez les animaux, l'altération ou la perte de la voix, un trouble plus ou moins notable de la respiration, ne manquent jamais de survenir après la section des récurrens, dont la lésion, chez l'homme, s'accompagne de symptômes analogues (1).

____

(1) M. le professeur Cruveilhier a eu l'occasion d'observer sur l'homme un bel exemple de compression des nerfs récurrens, par une tumeur anévrismale de la crosse de l'aorte ; la voix avait été abolie longtemps avant que l'on en eût soup-

Il y a près de deux siècles, Galien (1), à qui l'on attribue la découverte de ces nerfs, les coupa sur le cochon, et observa que cette opération lui faisait perdre la voix. Les auteurs qui, plus tard, répétèrent son expérience, comme Vésale (2), Riolan (3), Bidloo (4), Drelincourt (5), etc., fixèrent exclusivement leur attention sur l'aphonie. Il faut arriver jusqu'à Legallois pour que l'influence des récurrens sur la respiration soit mentionnée ; mais nous voulons étudier d'abord celle qu'ils exercent sur la phonation.

1° *Influence sur la phonation.* — La section des deux nerfs laryngés inférieurs entraîne-t-elle ou non la perte absolue de la voix ? Haller (ELÉM. PHYSIOL., t. III, p. 409) admet que, *dans certains cas*, les nerfs laryngés supérieurs peuvent suffire à la production du son vocal : « *Nervus laryngæus (superior) naturæ sufficit.* » Muller partage cette opinion : « La section des nerfs récurrens, dit-il, paralyse incomplètement le mouvement des petits muscles du larynx, et si la voix s'éteint, c'est pour reparaître au bout de quelques jours, parce que le nerf laryngé supérieur exerce encore son influence. (PHYSIOL. DU SYST. NERV., trad. de Jourdan, vol. I, p. 322.) » M. Sédillot (THÈSE INAUG., n. 274, 1829) ayant excisé les récurrens sur quatre chiens, annonce « qu'un de ces chiens aboya distinctement, qu'un autre fit entendre quelques cris aigus et glapissans, et que les deux derniers restèrent muets. » M. Magendie (ELÉM. DE PHYS., t. I, p. 294) a entendu *plusieurs* animaux dont les

---

çonné la cause; la respiration était difficile. M. Gaubric a récemment publié un cas curieux d'asphyxie produite par le passage des deux nerfs laryngés inférieurs à travers une tumeur encéphaloïde de la glande thyroïde. (BULL. DE LA SOC. ANAT. DE PARIS, juin 1841.) N'a-t-on pas vu quelquefois de très jeunes sujets succomber à la suite d'une gêne considérable de la respiration due à la compression des récurrens par des ganglions bronchiques tuméfiés outre mesure?....

(1) DE HIPPOCRATIS ET PLATONIS DECRETIS, l. II, cap. 6. — DE LOCIS AFFECTIS, l. I, cap. 6. *Venetiis*, 1576.

(2) DE HUMANI CORPORIS FABRICA. *Basileæ*, 1555, p. 823.

(3) ENCHEIRIDIUM ANATOM. *Parisiis*, 1562, p. 243.

(4) EXERCITATIONES ANATOM. CHIRURG., *Lugd. Batav.*, 1708, p. 2.

(5) EXPERIM. ANAT. *Lugd. Batav.*, 1681, p. 11.

deux récurrens étaient coupés pousser des cris assez aigus dans des ins-
tans où ils éprouvaient une violente douleur ; selon ce physiologiste, ces
cris avaient beaucoup d'analogie avec les sons qu'on aurait produits méca-
niquement avec le larynx de l'animal mort, en soufflant dans la trachée
et *en rapprochant les cartilages arythénoïdes.* « Ce phénomène,
ajoute-t-il, s'entend aisément par la distribution des nerfs du larynx ; le
muscle arythénoïdien, qui reçoit ses nerfs du laryngé supérieur, se
contracte, et dans le moment d'une expiration rapide, il applique fortement l'un contre l'autre les cartilages arythénoïdes ; la glotte se trouve
assez étroite pour que l'air puisse faire entrer en vibration les muscles
thyro-arythénoïdiens, bien qu'ils ne soient point contractés. »

Avant de juger, par voie d'expérimentation, la valeur de cette théorie,
sachons préalablement s'il est exact d'avancer que les animaux, privés
des nerfs laryngés inférieurs, puissent encore faire entendre des cris aigus. Nous répondrons affirmativement pour certains cas et négativement
pour d'autres : disons néanmoins que des chiens et des lapins, supposés
aphones parce que, endurant de médiocres douleurs, ils ne produisaient
qu'une sorte de ronflement, ont pu nous faire entendre des cris glapissans, s'ils étaient soumis à des tortures plus violentes. Nous ne saurions
admettre, avec Muller, qu'après la section des récurrens la voix une
fois éteinte complètement, puisse reparaître *au bout de quelques jours,*
par la raison que le laryngé supérieur exerce alors son influence. Pourquoi donc ce nerf, que l'on n'a point lésé, cesserait-il d'agir durant ces
quelques jours, pour recouvrer bientôt son action ? que signifierait
cette intermittence fonctionelle ? Il est probable que Muller a été témoin
de cas analogues à ceux qui suivent : ayant excisé les deux récurrens
sur des chiens âgés de 3 à 4 mois et habituellement criards, je les ai vus,
en effet, pendant quatre ou cinq jours garder le silence et refuser toute
nourriture ; au bout de ce laps de temps, ils ont mangé et proféré
spontanément quelques sons aigus et parfois assez rauques ; mais je
me suis bien gardé d'en conclure que, durant ces quatre ou cinq jours
ils étaient inhabiles à produire ces sons qu'au contraire on leur arra-
chait en leur tenaillant la queue avec violence. Le malaise, la douleur
locale occasionnés par la plaie et par le moindre mouvement de la région
cervicale, rendent compte d'un silence que, durant quelques jours,
ces animaux ne rompaient jamais spontanément mais seulement sous
l'influence d'une vive impression physique ; en les abandonnant à eux-

mêmes, comme semble l'avoir fait le professeur Muller, on a donc pu, quelque temps après l'opération, croire à leur mutité absolue.

Après qu'on leur a coupé les deux laryngés inférieurs, *quelquefois* les animaux peuvent donc encore proférer des cris assez aigus qui pourtant diffèrent beaucoup de la voix et ne peuvent guère, en effet, être assimilés qu'aux sons qu'on produit artificiellement en poussant de l'air avec force dans le larynx d'un animal mort. M. Magendie admet qu'ici le rapprochement des cartilages arythénoïdes est nécessaire, suffisant (1), et que chez l'animal vivant, dans le cas que nous examinons, il s'effectue par le muscle arythénoïdien qui *reçoit ses nerfs du laryngé supérieur* (2). Nous avons néanmoins, avec des larynx de jeunes animaux, après la mort et avec un courant d'air rapide, produit des sons assez aigus, seulement en tendant les cordes vocales qui, alors, se rapprochent un peu par le fait même de leur tension et Muller affirme qu'il n'est pas absolument besoin d'un rapprochement immédiat des cartilages arythénoïdes pour obtenir ces sons. Or, d'une part, le muscle arythénoïdien ne saurait agir sur ces cartilages comme on le suppose, puisqu'il est paralysé par la section même des récurrens ; et d'autre part, les crico-thyroïdiens, animés encore par le laryngé supérieur (rameau externe), peuvent très bien, quoique seuls, en tendant les replis vocaux par le mécanisme déjà indiqué, entretenir la glotte dans les conditions nécessaires à la production des sons aigus. Ce fait est d'ailleurs confirmé par la paralysie de ces muscles, que je détermine à l'aide de la section de leurs filets nerveux : celle-ci étant pratiquée, l'animal ne peut plus proférer ses premiers cris (3), qui, au contraire, continuent après que les laryngés internes sont coupés. Donc c'est seulement aux muscles crico-thyroïdiens qu'appartient dans ces cas le rôle attribué à tort au muscle arythénoïdien. Je ferai observer que, par conséquent, ces dernières expériences viennent fortement appuyer les résultats que nous avions obtenus de la section des laryngés supérieurs.

Mais, on a dû remarquer que les expérimentateurs qui affirment avec

---

(1) En effet la tension des cordes vocales n'est pas même mentionnée. (Op. cit. t. i, p. 294.)

(2) Nous avons démontré plus haut que le laryngé supérieur ne préside nullement à la contraction de ce muscle.

(3) Le bruit qui persiste alors résulte du brusque passage de l'air expiré sur les cordes vocales détendues.

nous qu'après la section des récurrens, des sons aigus peuvent encore se produire, ne disent point avoir reconnu ce phénomène sur tous leurs animaux, mais seulement sur quelques-uns d'entre eux. En effet, nous avons conservé pendant quatre et cinq semaines des chiens auxquels les deux laryngés inférieurs étaient réséqués, sans que leur voix se soit rétablie ; aucun cri aigu n'était possible et quand ces animaux poussaient une violente expiration, comme pour crier, ils faisaient entendre seulement une sorte de ronflement laryngien : ce bruit était en tout semblable à celui qu'on obtient avec un soufflet, duquel on expulse l'air avec force à travers un larynx dont la glotte est un peu large. Or, les chiens sur lesquels nous faisions ces dernières observations étaient adultes et d'une taille assez élevée, tandis que ceux qui, quoique privés de leurs récurrens, pouvaient pousser des cris aigus, étaient tous âgés seulement de quelques mois (1). Si Legallois nota que l'influence de ces nerfs sur la respiration laryngée est singulièrement modifiée par l'âge de l'animal, aucun physiologiste, que je sache, n'avait soupçonné qu'il en fût de même pour la phonation. Du reste, Legallois lui-même nous fournira, *en partie*, l'explication de ces différences. Des sons remarquables par leur acuité ne sauraient être produits, dans le cas dont il s'agit, qu'à la condition que l'air traverse une ouverture d'une certaine étroitesse ; et, d'après la remarque de cet expérimentateur, la glotte est justement beaucoup plus étroite, proportionnellement à la capacité des poumons, chez les jeunes animaux que chez ceux qui sont plus âgés : à cette cause, évidemment favorable à la production des sons aigus, s'ajoutera encore la tension des replis vocaux que nous avons déjà mentionnée (2).

2° *Influence sur la respiration.* — Nous arrivons maintenant à étudier les troubles plus ou moins fâcheux de la respiration, occasionés par la division des récurrens, troubles qui, comme nous l'avons dit, avaient échappé à l'observation de Galien et de la plupart des physiologistes, jusqu'à Legallois. Cependant, il était arrivé plusieurs fois que les animaux avaient succombé aussitôt après la ligature ou la section des nerfs pneumo-gastriques ; ce fait avait été observé par Piccolhomini, Molinelli, Sé-

---

(1) Nous avons répété ces expériences sur des lapins avec les mêmes résultats.

(2) Plus loin je ferai connaître une configuration de la glotte, particulière aux jeunes animaux, qui doit singulièrement les aider à produire ces espèces de sons.

nac, Haller, etc., qui n'avaient pu en donner une explication satisfaisante. Legallois (t. i de ses œuvres, p. 170 et suiv.), ayant fait la même
remarque sur des chiens âgés de deux jours, cherchait aussi la cause de
cet étrange phénomène, lorsqu'un jour, importuné par les cris aigus d'un
petit chien du même âge, auquel il voulait lier les carotides, il s'avisa,
pour le faire taire, de recourir à l'expérience de Galien, c'est-à-dire de
lui couper les deux nerfs récurrens qui se présentaient à sa vue. Aussitôt
l'animal fit de grands efforts pour respirer, se débattit d'une manière con-
vulsive, et bientôt ne donna plus aucun signe de vie. Dès-lors Legallois
dut rechercher dans le larynx la cause d'une mort aussi prompte, et il
soupçonna que cette cause consistait dans une diminution subite et considérable de la glotte : le moyen qu'il employa pour vérifier ce soupçon fut
de pratiquer une large ouverture à la trachée-artère, au-dessous du larynx, après avoir coupé les récurrens ou les nerfs pneumo-gastriques.
L'air pouvant parvenir promptement dans les poumons par cette ouverture, sans passer par la glotte, tous les symptômes de suffocation qu'il
avait observés ne devaient plus avoir lieu, si sa conjecture était fondée ;
les résultats des expériences démontrèrent la justesse de ses prévi-
sions.

Legallois établit que la section des nerfs récurrens produit une suffocation moins considérable, à mesure que les animaux s'éloignent de l'é-
poque de leur naissance ; il donne pour raison de ce fait que l'ouverture
de la glotte, relativement à la capacité pulmonaire, s'agrandit à mesure
qu'on s'éloigne davantage de cette époque.

La constriction plus ou moins immédiate de la glotte, après la section
des récurrens, étant un fait acquis à la science, pouvons-nous en déterminer la cause ?

Examine-t-on, sur l'animal vivant, l'intérieur d'un larynx privé de ces
nerfs, à chaque effort inspiratoire on voit la glotte se fermer ou tendre à
se fermer, au lieu de s'ouvrir, comme il arrive à l'état normal dans ce
temps de la respiration, et l'on reproduit facilement cette tendance à
l'occlusion, lorsqu'ayant adapté un soufflet à la trachée-artère d'un animal mort, on vient à aspirer l'air par la glotte (1). Au contraire, cette

---

(1) Legallois avait obtenu ce résultat en faisant usage d'une seringue au lieu
de soufflet. L'expérience réussit mieux sur le larynx de jeunes animaux. (T. i de
ses œuvres, p. 179.)

tendance est contrebalancée, dans l'état de vie, par l'action des crico-arythénoïdiens postérieurs qui, en se contractant, tiennent les lèvres de la glotte
écartées, et préviennent ainsi l'effet de la pression atmosphérique, lors de
chaque mouvement d'inspiration. C'est donc évidemment surtout à la paralysie de ces muscles, à celle de la plupart des muscles laryngés, et à la pression atmosphérique, que doit être rapportée l'occlusion plus ou moins
complète de la glotte, puisqu'on reproduit à volonté ce phénomène sur des
larynx privés de vie, et par conséquent de toute action musculaire. Telle est
l'opinion de Legallois, admise et un peu modifiée par M. le professeur Bé-
rard et par nous. Cependant M. Magendie enseigne que ce sont certains muscles, agissant encore après la section du récurrent, qui tendent à occlure la
glotte; ayant rappelé les expériences dans lesquelles, après cette section,
on avait vu les bords de cette ouverture se rapprocher tellement, que la
mort s'en était suivie, ce physiologiste ajoute : « A l'époque où ces observations ont été faites, il n'était guère possible de se rendre rigoureu-
sement raison de ces phénomènes ; *mais depuis que j'ai fait connaître
la manière dont les nerfs récurrens et laryngés se distribuent aux
muscles du larynx, cela ne présente plus de difficulté.* Par la section
de la huitième paire, à la partie inférieure du cou (ou des récurrens qui
n'en sont que des divisions), les muscles dilatateurs de la glotte sont paralysés; cette ouverture ne s'élargit plus dans l'instant de l'inspiration,
*tandis que les constricteurs qui reçoivent leurs nerfs des laryngés
supérieurs* conservent toute leur action et ferment plus ou moins complètement la glotte. (ELÉM. DE PHYSIOL., t. II, p. 354, 3ᵉ édit.) » Il s'a-
git, en dernier lieu, des muscles crico-thyroïdiens et arythénoïdien, et
afin que le lecteur évite toute méprise sur l'action de celui-ci, dont la
contraction serait sous l'influence du laryngé supérieur, il est dit ailleurs : « L'effet de cette contraction est tel, qu'il fait périr asphyxiés les
jeunes animaux auxquels les nerfs récurrens ont été coupés. (Op. cit.,
t. I, p. 295.) »

Ainsi, dans ces passages, nous trouvons deux assertions : 1° le muscle
arythénoïdien est animé par les laryngés supérieurs ; 2° c'est lui qui ferme
plus ou moins complètement la glotte chez les animaux auxquels on a
retranché les nerfs récurrens. Ces deux assertions sont tellement connexes
qu'avoir démontré l'inexactitude de la première, c'est aussi avoir annulé
la seconde. M'attachant donc surtout à celle-là, je rappellerai d'abord
l'expérience déjà relatée, dans laquelle, en galvanisant sur le chien, le

cheval, le bœuf, le rameau laryngé supérieur interne dans le point le plus voisin de l'arythénoïdien, je n'ai point obtenu traces de contractions dans ce muscle, tandis que celles-ci ont éclaté avec force, quand le galvanisme a été appliqué à un certain rameau des récurrens, qui sera décrit plus bas ; par conséquent nous serions déjà autorisé à conclure de ces expériences qu'il n'est pas permis d'avancer que l'arythénoïdien se contracte sous l'influence du laryngé supérieur. Mais voici encore d'autres preuves pour les esprits plus difficiles à convaincre. Je divise, durant la vie, chez le chien ou le cheval, la membrane thyro-hyoïdienne, et avec elle *les deux rameaux laryngés internes,* que l'on suppose faire contracter le muscle arythénoïdien : puis je renverse le larynx au-devant du cou de l'animal, en évitant avec grand soin la lésion des récurrens ; alors les mouvemens de la glotte peuvent être étudiés avec facilité. On la voit se dilater à chaque inspiration et se resserrer lors de l'expiration; l'air est-il violemment expiré, ou mieux (chez le chien) un cri se fait-il entendre, le resserrement de la glotte est plus marqué et les cartilages *arythénoïdes se rapprochent avec force.* Or, de l'aveu de tous les physiologistes, il n'y a que le muscle arythénoïdien qui puisse déterminer le rapprochement de ces cartilages ; ce muscle n'est donc pas paralysé, et puisque j'avais coupé les laryngés supérieurs internes, ce ne sont point eux, par conséquent, qui excitent sa contraction : les récurrens animent donc à la fois les muscles qui resserrent et ceux qui dilatent la glotte. Aussi venons-nous de voir cette ouverture conserver intacts ses mouvemens de constriction et de dilatation, après la section des laryngés supérieurs, qui font contracter parmi les muscles intrinsèques du larynx, seulement ceux qui tendent les cordes vocales (crico-thyroïdiens).

Dès lors l'expérimentation nous démontre que la première proposition « *les laryngés supérieurs animent l'arythénoïdien,* » doit être rejetée. Mais, au contraire, la section des récurrens, paralysant le muscle arythénoïdien, il pourra paraître superflu de prouver, contre le sentiment de M. Magendie (1), qu'après cette opération, *l'occlusion de la glotte ne saurait être l'effet de la contraction de ce muscle.* Voici néanmoins l'expérience qu'à ce propos nous avons instituée :

Nous divisons d'abord les deux nerfs laryngés supérieurs, puis le larynx est attiré en avant, de manière que, comme nous l'avons dit, les mouve-

----

(1) Op. cit., t. i, pag. 295, et t. ii, p. 354.

mens alt_rnatifs de la glotte puissent être aperçus dans toute leur intégrité ; alors, coupe-t-on un récurrent, ceux-ci n'ont plus lieu du côté correspondant et l'ouverture de la glotte diminue de moitié ; ces mouvemens cessent tout-à-fait après qu'on a coupé les deux laryngés inférieurs, et celle-ci disparaît plus ou moins complètement (1), par le rapprochement de ses lèvres, toutes les fois que l'animal fait une inspiration. Nous demandons quels sont ici les agens musculaires de cette occlusion ; dira-t-on encore que c'est l'arythénoïdien ou quelque autre constricteur ? Mais ne voit-on pas que, dans notre expérience, nous avons supprimé les quatre nerfs laryngés, et qu'ainsi tous les muscles propres au larynx sont frappés de paralysie ? Puisque d'une part, sur le vivant nous voyons l'occlusion de la glotte s'effectuer en l'absence des forces musculaires, et que, d'autre part, nous la reproduisons à volonté sur le larynx d'un animal mort, d'après le procédé déjà indiqué, force est bien de reconnaître que la théorie que nous combattons ne saurait être admise (2).

Avec Legallois nous avons constaté que le resserrement de la glotte, et par conséquent la suffocation, qui résultent de la section des récurrens, sont beaucoup plus marqués chez les jeunes animaux que chez ceux qui sont plus avancés en âge. Quelle est l'étiologie de cette différence ? Et d'abord, il y a dans la glotte : 1° une partie antérieure ou *vocale*, bordée par les cordes de ce nom (3) ; 2° une partie postérieure, ou *respiratoire*, inter-arythénoïdienne (4). Les dimensions relatives de ces deux portions varient selon l'espèce, mais surtout suivant l'âge des animaux. En effet, chez l'homme adulte, la rigole respiratoire fait seulement le tiers environ de l'ouverture glottique tout entière, tandis que dans les espèces que nous avons étudiées à l'état adulte (cheval, bœuf, mouton, chien, chat et lapin) la partie respiratoire de la glotte en occupe la moitié postérieure. En examinant comparativement le larynx de l'homme et celui de ces animaux

---

(1) Selon l'âge et même suivant l'espèce des animaux.

(2) Celle que nous avons adoptée a été exposée plus haut.

(3) Les cordes vocales proprement dites sont les inférieures. Beaucoup d'animaux manquent de ces autres replis, qu'on nomme quelquefois cordes vocales supérieures.

(4) M. Malgaigne seul a distingué convenablement ces deux parties de la glotte. (Voir son mémoire intitulé : NOUVELLE THÉORIE DE LA VOIX HUMAINE , dans ARCH. GÉN. DE MÉD , 1831.)

(le cheval excepté), à une époque rapprochée de la naissance, nous nous sommes convaincu que l'espace inter-arythénoïdien est infiniment petit relativement à l'espace vocal, ce qui tient à l'absence presque complète des apophyses antérieures des cartilages arythénoïdes. Il résulte donc de cette disposition anatomique qu'à un âge peu avancé les côtés de la glotte sont, pour ainsi dire, entièrement membraneux et bordés, dans une étendue infiniment petite, par des cartilages d'ailleurs extrèmement mous et faciles à affaisser. Comme conséquence d'une pareille disposition, après la paralysie des crico-arythénoïdiens postérieurs qui succède à la section des récurrens, nous devrons nécessairement observer, lors d'une inspiration, un contact facile et immédiat des bords glottiques dans toute leur longueur; car ici ces muscles dilatateurs étaient les seules forces qui pussent, en tenant la glotte ouverte, résister à la pression atmosphérique, lors du mouvement inspiratoire (1). Mais dans un âge plus avancé, les crico-arythénoïdiens postérieurs ne sont plus les uniques causes qui, dans ce temps de la respiration, préviennent l'occlusion de cette ouverture ; alors, en effet, dans son état de repos, la glotte prend la forme suivante : elle se termine en pointe antérieurement, s'élargit en arrière et offre un léger rétrécissement dans son milieu, rétrécissement (2) qui est dû aux apophyses arythénoïdiennes antérieures, actuellement très développées et même un peu recourbées en dedans. Les crico-arythénoïdiens latéraux viennent-ils à se contracter, les sommets de ces apophyses se rapprochent, se touchent même (comme il sera démontré plus bas par une expérience directe) ; la glotte vocale est, dans ce cas, rétrécie ou occluse, tandis que la glotte respiratoire demeure ouverte et circonscrite par des bords curvilignes, résistans, cartilagineux, susceptibles même de devenir osseux avec les progrès de l'âge. L'air pourra donc continuer à traverser ce dernier orifice, à parois peu compressibles et mal vibrantes, d'où le peu de gêne dans la respiration qu'entraîne la section des récurrens chez les animaux adultes et surtout âgés, *d'où aussi l'impossibilité dans laquelle nous les avons trouvés, de produire alors des sons aigus.* Ce dernier résultat négatif est facile à reproduire, en poussant avec force de l'air dans le larynx d'un animal adulte et mort : si l'espace inter-arythénoïdien reste largement ouvert, on ne parviendra pas, malgré la tension des cor-

---

(1) Les effets de cette pression sur cet orifice ont déjà été étudiés plus haut.
(2) Nul chez les jeunes animaux.

des vocales, à faire sortir des sons aigus ; ceux-ci, au contraire, se feront entendre aussitôt que cet espace sera diminué. Or, ce cas est celui des animaux plus jeunes ; aussi, à cause de l'étroitesse naturelle de leur glotte respiratoire, peuvent-ils, malgré la section des récurrens, faire entendre des cris aigus, dont l'unique condition, comme nous l'avons établi expérimentalement, est alors la tension des cordes vocales par les crico-thyroïdiens, animés encore par les laryngés supérieurs. N'avons-nous pas vu, en effet, ces sortes de cris cesser d'une manière complète après que nous avions supprimé l'action de ces muscles, en coupant directement leurs filets nerveux ?

Indépendamment de cette aphonie complète (qui, d'ailleurs, dans ces cas, n'a point lieu de surprendre, puisque tous les nerfs du larynx (1) et tous ses muscles étaient paralysés), nous avons observé, après avoir empêché l'action des crico-thyroïdiens, chez les jeunes animaux, qui déjà, après la section des récurrens, éprouvaient une grande gêne de la respiration, une difficulté de respirer portée à un tel degré que, pour prolonger leur existence, l'opération de la trachéotomie a dû être mise en usage. Quelle est l'explication de ce curieux phénomène? Nous pensons que les crico-thyroïdiens, en tendant fortement les cordes vocales, sans toutefois les rapprocher au contact, s'opposent, à cause même de cette tension, à ce que la pression atmosphérique les fasse s'accoler complètement. La glotte forme donc une sorte de fente qui, en même temps qu'elle est favorable à la production des sons aigus, permet l'introduction d'une très petite quantité d'air, d'où une dyspnée grave. Mais, aussitôt que, par la paralysie des muscles crico-thyroïdiens, les replis vocaux seront lâches et détendus, on conçoit que, dans une inspiration, la pression atmosphérique les accole plus facilement l'un à l'autre, d'où une suffocation imminente (2).

Un autre fait non moins digne d'intérêt s'est révélé à nous, en observant les animaux qui avaient subi l'excision des nerfs laryngés inférieurs ; il s'agit de l'accroissement numérique des inspirations dans un temps donné. On peut établir assurément que toujours la respiration est activée ; seu-

---

(1) Excepté le laryngé interne, qui, comme nos expériences l'ont prouvé, n'excite la contraction d'aucun muscle et se distribue à la muqueuse du larynx.

(2) Chez les chiens et les lapins adultes, ces effets se produisent à peine, même quand ils font de grandes et larges inspirations.

lement diverses circonstances, et surtout l'âge, apportent de très grandes différences dans les résultats. Le nombre d'inspirations qui, chez un chien *adulte*, est de 18 à 20 par minute, s'élève, après l'opération, à une moyenne de 30 à 32; tandis que chez les chiens âgés à peu près de trois mois, qui, dans une minute, respirent 22 à 25 fois, on peut compter jusqu'à 48 inspirations; le lapin adulte qui fait de 60 à 70 inspirations dans le temps indiqué, peut en offrir jusqu'à 100 et même 108. Il faut faire toutes ces observations, sans que les animaux s'aperçoivent, pour ainsi dire, qu'on s'occupe d'eux; autrement la respiration se précipite encore, devient suspirieuse, comme quand on les force à marcher, et surtout à courir, ce qui, dans ce dernier cas, les fait même tomber quelquefois comme suffoqués (1). Il est facile de trouver la cause pour laquelle les animaux, après la section des récurrens, respirent plus vite qu'à l'état normal : la glotte n'a-t-elle pas naturellement des dimensions ainsi calculées, qu'elle livre passage à la quantité d'air indispensable pour convertir, *dans un temps donné*, telle quantité de sang veineux en sang artériel et nutritif ? Dès lors, si, après cette opération, ces dimensions sont moitié moindres, il est clair que, pour établir une compensation, le nombre des inspirations devra devenir moitié plus considérable.

Pourquoi, au contraire, quand on a réséqué les deux nerfs pneumogastriques au cou (ce qui annule aussi l'action des récurrens), le nombre des inspirations, au lieu d'augmenter, baisse-t-il d'une manière très sensible ? Ainsi, sur le chien adulte, au lieu de 18 inspirations par minute, vous n'en comptez plus que 6 à 7, et parfois même seulement 5. Pourtant la glotte s'est aussi bien rétrécie dans ce cas que dans celui de la simple résection des nerfs laryngés inférieurs. Mais, ne remarque-t-on pas qu'à la suite de celle-ci, le besoin de respirer n'ayant pu éprouver aucune atteinte a dû continuer à se faire sentir avec la même intensité, d'où la rapidité de la respiration; tandis que ce besoin ne commande plus avec le même empire, comme l'a prouvé M. Brachet (2), une fois qu'on a supprimé l'influence des pneumo-gastriques sur les poumons, d'où par conséquent le petit nombre d'inspirations qu'on observe alors chez les animaux ?

---

(1) Il ne saurait être question ici des tout jeunes animaux, chez lesquels la section des récurrens entraîne une suffocation presque immédiate.

(2) Fonctions du syst. nerv. ganglionnaire. 2e édit. (Art. respiration.)

Malgré la précipitation qu'occasionne dans les mouvemens respiratoires la paralysie des récurrens, la vie peut-elle, dans pareille occurrence, être encore de longue durée? Si nous éliminons tous les cas dans lesquels la glotte s'est immédiatement rétrécie assez pour gêner en peu de jours l'hématose, nous dirons qu'en particulier les chiens adultes ne sont point assez incommodés de la section des récurrens pour en périr. En effet, ceux que nous avons conservés pendant cinq semaines ont joui, durant ce laps de temps, d'une très bonne santé ; après les avoir tués, nous avons trouvé leurs poumons parfaitement perméables et exempts de toute trace d'engouement. Le chien d'une fruitière auquel, depuis à peu près un an, des élèves de l'hôpital Beaujon ont coupé les deux laryngés inférieurs, continue à se bien porter, il a de l'embonpoint; et de plus, depuis cette époque reculée, cet animal est demeuré *complètement aphone* : ces deux particularités, longue durée de la vie et aphonie persistante, nous suffisent pour affirmer que ce chien était adulte, lors de l'opération qu'on lui a fait subir. Nous avons déjà vu que le développement de la partie *respiratoire* de la glotte, chez les animaux adultes, nous rendait facilement compte de ces deux sortes de phénomènes.

De tout ce que nous venons de dire touchant l'influence variable des récurrens sur le degré d'ouverture de la glotte, il résulte que, pour apprécier les effets de la section des pneumo-gastriques sur les viscères de la poitrine en particulier, il est important de connaître d'avance ceux de la section des récurrens eux-mêmes. Je ne rapporterai ici qu'un seul exemple : coupez la paire vague pour rechercher son action sur l'hématose et faites abstraction de celle des laryngés inférieurs sur la glotte : parce que le sang, au lieu de jaillir rouge et rutilant par l'ouverture béante d'une artère, en sortira foncé et presque noir, vous en conclurez à l'influence nécessaire des pneumo-gastriques sur la revivification du sang veineux; et d'autres, qui auront commencé par annuler l'action des récurrens sur la glotte, en faisant à la trachée une large ouverture avec perte de substance, arriveront à une conclusion opposée. Du reste, dans le cas spécial que nous examinons, de quelle importance n'est-il pas, si la trachéotomie n'est point pratiquée, de noter l'âge des animaux sur lesquels on expérimente? En effet, j'ai répété à Montfaucon, sur de vieux chevaux, l'expérience que Dupuytren avait exécutée à Alfort sur des chevaux beaucoup plus jeunes et qui consiste à ouvrir l'artère faciale, en même temps qu'on coupe les deux nerfs pneumo-gastriques ; cet illustre expérimentateur a signalé un changement évident et presque instantané de coloration dans le sang artériel, changement qui nous a paru presque inappréciable. D'où provient cette différence dans les résultats ? Nous opérions sur des chevaux âgés dont la glotte *respiratoire*, large et circonscrite par des cartilages ossifiés, ne pouvait point s'oblitérer sous la pression atmosphérique et conséquemment livrait encore passage à une grande masse d'air ; au contraire, Dupuytren expérimentait sur des chevaux plus jeunes dont la glotte respiratoire, d'ailleurs relativement moins considérable, était bordée de cartilages mous et par conséquent plus faciles à s'approcher et à s'affaisser, lors de chaque mouvement inspiratoire ; ici, donc, moins d'air passait, d'où une sanguification incomplète et la coloration noire du sang artériel. Sur des chiens jeunes et vieux, j'ai d'ailleurs reproduit les résultats opposés qui viennent d'être mentionnés.

B. Effets obtenus avec le galvanisme. — Nous nous proposons maintenant de déterminer, par la voie expérimentale, l'action des divers muscles propres au larynx (1), action qui, comme on l'a vu au commencement de ce mémoire, a été si diversement et si contradictoirement interprétée par les physiologistes. Afin d'arriver à une pareille détermination, d'une manière à la fois plus sûre et plus facile, nos moyens d'investigation ont été surtout appliqués à l'organe vocal d'animaux d'une taille considérable (bœufs et chevaux) (2). Ces moyens consistent à galvaniser isolément, de suite après la mort, et selon certaines règles, tel rameau des récurrens qui anime tel muscle laryngé ; puis, le larynx étant abandonné à lui-même, à observer l'effet physiologique que ce muscle produit lors de sa contraction. Les résultats obtenus de la sorte nous semblent plus certains et plus manifestes que ceux qu'on obtient en dépouillant les muscles de leurs enveloppes, et en les tiraillant, *dit-on*, selon la direction de leurs fibres. D'ailleurs, il faut bien croire que ce dernier procédé a quel-

---

(1) Celle du crico-thyroïdien a déjà été étudiée, à propos des nerfs laryngés supérieurs.

(2) Des dissections comparatives ne démontrant aucune différence bien essentielle entre le larynx de ces animaux, du chien, du mouton, etc., et celui de l'homme, on est autorisé à regarder, comme applicables à ce dernier, les résultats qui vont être exposés.

que chose de défectueux ou de difficile, puisqu'il est loin d'avoir donné des produits identiques à tous ceux qui l'ont mis en usage.

Des neuf muscles appartenant en propre au larynx, quatre sont pairs (A. *crico-arythénoïdiens postérieurs* ; B. *crico-arythénoïdiens latéraux* ; C. *thyro-arythénoïdiens* ; D. *crico-thyroïdiens*) ; et un seul est impair (*arythénoïdien*). Les muscles crico-thyroïdiens exceptés, on sait que les nerfs récurrens fournissent des rameaux à tous les autres. Selon M. Magendie néanmoins, « on ne voit point de ramification de ces nerfs qui aille à l'arythénoïdien. » (ÉLÉM. DE PHYSIOL., 1836, t. I, p. 288.) Mais l'existence d'un filet du récurrent qui se distribue à ce muscle a été démontrée chez l'homme par plusieurs anatomistes, et notamment par M. le professeur Blandin, qui, le premier, a bien décrit le trajet du filet dont il s'agit. Je l'ai retrouvé chez le chien, le chat, le mouton, le bœuf, le cheval, et dans tous ces animaux, il rampe entre la plaque du cartilage thyroïde et le crico-arythénoïdien postérieur.

Voici comment je démontre que la contraction de l'*arythénoïdien* est bien soumise aux nerfs laryngés inférieurs et non aux supérieurs, comment aussi son rôle de constricteur devient incontestable : sur le larynx d'un bœuf ou d'un cheval récemment tué, après avoir détaché rapidement les insertions des muscles crico-arythénoïdiens postérieurs à la plaque du cartilage cricoïde ; je mets à nu les filets indiqués de l'arythénoïdien, puis, les ayant unis et croisés, je leur applique les deux pôles d'une pile de 10 à 15 couples ; aussitôt la glotte se *rétrécit*, et les cartilages arythénoïdes se rapprochent avec force. « Il semble, au premier abord, dit M. Cruveilhier, que ce muscle doive rapprocher énergiquement les deux cartilages arythénoïdes l'un de l'autre, et qu'il est est constricteur de la glotte ; mais si l'on considère qu'il s'insère au bord externe des cartilages, on comprendra que, tout en rapprochant les cartilages, il leur fait exécuter un mouvement de bascule, en vertu duquel le sommet de l'apophyse pyramidale de la base est porté en dehors, et la corde vocale tendue, *mais écartée de l'axe...* » L'expérience qui vient d'être rapportée nous empêche de partager l'opinion de cet honorable Professeur, opinion qui, comme nous le prouverons plus bas, s'applique, non à l'arythénoïdien, mais bien au crico-arythénoïdien postérieur.

Quant aux preuves expérimentales qui démontrent que l'influence des laryngés supérieurs est nulle sur la contraction de l'arythénoïdien, elles ont été suffisamment développées lorsqu'il a été question de ces nerfs.

Pour reconnaître le mode d'agir des *crico-arythénoïdiens latéraux* que Haller (ÉLEM. PHYSIOL., t. III, p. 386) et le plus grand nombre des physiologistes regardent comme dilatateurs de la glotte, tandis que Bichat et Muller en font des constricteurs, j'ai procédé comme il suit : les rameaux que les récurrens envoient aux muscles arythénoïdien, crico-arythénoïdiens postérieurs et thyro-arythénoïdiens ont tous été coupés avec soin (1), de manière à laisser intacts *les seuls filets* des muscles crico-arythénoïdiens latéraux desquels il fallait constater l'usage; toutefois, j'ai pris la précaution importante de conserver, de part et d'autre, tout le tronc du récurrent dans le point où il s'engage au-dessous du constricteur pharyngien inférieur, me réservant, à l'aide de cette précaution, la possibilité de croiser ces deux troncs en arrière et sur la ligne médiane, ainsi que je l'avais fait déjà pour les filets de l'arythénoïdien. Cette préparation étant faite rapidement pour que la chaleur des parties soit encore assez grande, on applique les deux pôles de la pile (10 à 15 paires) d'abord à un seul récurrent, en même temps que (le larynx étant placé sur un support immobile) on a les yeux fixés sur la glotte; alors on voit l'apophyse antérieure de la base de l'arythénoïde, à laquelle s'insère en partie le muscle thyro-arythénoïdien, se porter en dedans. Vient-on à croiser les deux récurrens et à les toucher à leur point d'union, avec les deux pôles, *brusquement les sommets des apophyses arythénoïdiennes antérieures de chaque côté se rapprochent et se touchent,* de manière que la glotte respiratoire (2) demeurant ouverte en arrière, la glotte vocale se ferme par l'accollement des cordes de ce nom dans toute leur longueur. Je propose donc de nommer, en vertu de cette action si évidente, le crico-arythénoïdien latéral, *muscle constricteur de la glotte vocale,* au même titre que j'appellerai *constricteur de la glotte respiratoire* le muscle arythénoïdien. Du reste, je reviendrai tout à l'heure sur l'influence que ce dernier exerce néanmoins dans la phonation.

Pour agir sur les muscles *crico-arythénoïdiens postérieurs et thyro-*

---

(1) Cette petite opération préalable, qui assurément serait impraticable sur le chien et autres espèces, s'effectue avec une assez grande facilité chez le cheval et le bœuf récemment assommés, surtout quand on a sous les yeux quelques larynx préparés à l'avance et provenant de ces grands animaux.

(2) Ou inter-arythénoïdienne.

arythénoïdiens, par l'intermédiaire de leurs nerfs, nous avons procédé comme dans l'étude physiologique des crico-arythénoïdiens latéraux, c'est-à-dire que tout en ménageant les troncs des laryngés inférieurs, nous en avons retranché tous les rameaux étrangers au muscle dont actuellement nous voulions apprécier le mode d'action. Après donc n'avoir conservé en rapport avec les récurrens que les filets des crico-arythénoïdiens postérieurs, galvanise-t-on simultanément les troncs nerveux réunis en arrière, instantanément les arythénoïdes exécutent un mouvement, *en vertu duquel les sommets des apophyses antérieures de leurs bases sont portés en dehors, les cordes vocales un peu tendues et surtout écartées de l'axe :* on voit, par conséquent, que ces muscles remplissent précisément l'usage attribué à tort au muscle arythénoïdien. Quant aux *thyro-arythénoïdiens* auxquels, avec Cowper et Albinus, il faudrait bien se garder de réunir les crico-arythénoïdiens latéraux, on reconnaît, par le galvanisme appliqué à leurs filets nerveux, que leur rôle est de donner plus de rigidité aux cordes vocales, de les rendre plus vibrantes, de les gonfler un peu, de manière à diminuer légèrement l'ouverture de la glotte.

Ainsi nous avons des muscles tenseurs des cordes vocales *crico-thyroïdiens*); des muscles qui les rendent plus rigides ou plus molles (thyro-arythénoïdiens); d'autres sont propres à dilater la glotte tout entière, vocale ou respiratoire (*crico-arythénoïdiens postérieurs*); mais ceux-ci resserrent seulement la glotte vocale (*crico-arythénoïdiens latéraux*), tandis que celui-là est essentiellement contricteur de la glotte respiratoire (*arythénoïdien*). Qu'on veuille bien remarquer que toutes ces assertions reposent sur l'inspection des muscles agissant quand ils sont encore, pour ainsi dire, pénétrés de la vie, et non sur de simples examens de leurs points d'insertion, desquels ensuite l'on infère, à tort ou à raison, le mode d'agir propre à chacun d'eux.

Assurément on s'explique avec facilité qu'un muscle constricteur de la glotte vocale était nécessaire pour la production des sons aigus; on comprend aussi l'existence d'un muscle respirateur propre à dilater la glotte tout entière, afin de permettre, lors de l'inspiration, l'introduction dans les voies aériennes de la plus grande quantité possible d'air atmosphérique. Mais, on ne saisit pas aussi bien de prime abord la cause qui a nécessité la présence d'un constricteur spécial pour la glotte arythénoïdienne, qui, ne servant qu'à la respiration, semble avoir besoin surtout d'un muscle qui la dilate et bien moins d'un autre qui la resserre. Or, la cause de cette disposition organique peut se découvrir à l'aide de l'expérience suivante : poussez de l'air dans le larynx d'un animal mort, si la glotte respiratoire est béante et assez large, relativement à la portion vocale (comme chez les animaux adultes), il vous sera impossible, malgré la tension des replis vocaux et leur rapprochement, de produire des sons très aigus; la glotte respiratoire est évidemment l'obstacle qui empêche ceux-ci, car la diminue-t-on, les sons se font aussitôt entendre. Donc, un constricteur de la partie vocale n'était pas suffisant; il fallait encore un constricteur de la partie inter-arythénoïdienne, même pour la phonation, et la nature a fait qu'il y eût un muscle propre à chacune de ces deux portions importantes de l'ouverture glottique. D'ailleurs, encore dans tous les efforts un peu énergiques, son resserrement *total* ne doit-il pas avoir lieu (1) ? Ainsi ce resserrement s'observe dans tous les efforts que nous faisons pour lever un fardeau, pour aller à la selle, uriner, vomir, etc. « Dans tous ces cas, dit Fabrice d'Aquapendente, la glotte reste parfaitement close, l'haleine suspendue, et il s'établit une sorte de lutte entre les muscles de la glotte et les constricteurs du ventre et de la poitrine. » Selon M. Bourdon (op. cit.), cette action de la glotte augmente l'énergie des efforts, et même elle est tellement indispensable, d'après les expériences de ce physiologiste sur les animaux, que les grands efforts ne peuvent avoir lieu sans le secours de ce phénomène, *sans l'appui de la glotte*. En voilà assez pour motiver l'existence du muscle arythénoïdien, duquel il fallait apprécier l'utilité sous le double point de vue que nous venons de signaler.

Je ne dois point terminer cette étude physiologique des nerfs et des muscles du larynx, sans rapporter brièvement les résultats des expériences que j'ai tentées, dans le but de savoir si c'est ou non la même paire nerveuse qui préside en même temps à la contraction de ces muscles et à l'exquise sensibilité de la muqueuse laryngienne; jusqu'aux remarquables recherches de Bischoff sur le nerf accessoire de Willis (2), tous les

---

(1) Fabrice d'Aquapendente. (Part. II, c. 9, DE VOCE, DE SECUNDA LARYNGIS ACTIONE QUÆ EST SPIRITUS COHIBITIO.)

Dodart. (MÉM. DE L'ACAD. DES SCIENCES, an 1706.) — Isid. Bourdon. (RECHERCHES SUR LE MÉCANISME DE LA RESPIRATION, 1820, c. 4.)

(2) NERVI ACCESSORII WILLISII ANATOMIA ET PHYSIOLOGIA. Heidelberg, 1832.

physiologistes avaient pensé qu'au nerf vague appartenait ce double rôle : déjà néanmoins Arnold (1) et Scarpa (2) avaient jeté quelque doute sur l'exactitude de cette manière de voir, en assimilant, le premier à la racine antérieure, et le second à la racine postérieure d'un nerf rachidien. En effet, puisque les racines postérieures sont exclusivement en rapport avec la sensibilité, et que les fonctions des racines antérieures ne sont liées qu'au mouvement (3), cette comparaison tendait à faire pressentir que le pneumo-gastrique présidait seulement à la sensibilité du larynx, et le spinal seulement à la contraction des muscles de cet intéressant organe. Dans un travail postérieur à celui de Bischoff, un anatomiste danois, Bendz (4), prétend avoir pu suivre, tout le long de la portion cervicale du nerf vague, un rameau du spinal qui se continuerait directement avec le laryngé inférieur, de sorte que, selon cet auteur, l'anatomie aurait démontré que le nerf essentiel de la voix émanerait du spinal et non du pneumo-gastrique. C'est toujours sans succès (malgré des macérations préalables propres à détruire le névrilemme) que nous avons essayé de reproduire une semblable préparation ; nous n'avons jamais pu suivre bien distinctement le rameau dont il s'agit que dans la longueur des deux tiers supérieurs du cou. Du reste, cela prouve seulement qu'au-dessous s'opère un mélange plus intime des filets du pneumo-gastrique et du spinal ; mais ce fait n'empêche nullement que le laryngé inférieur soit un rameau de ce dernier. Quant au laryngé supérieur, il procède d'une manière évidente, surtout du nerf vague, et ne reçoit que peu de filets de l'accessoire, de telle sorte qu'en regardant celui-là comme nerf exclusivement sensitif, le laryngé supérieur doit avoir les mêmes attributions : ne sait-on pas, en effet, que c'est à son rameau interne qu'est due

---

(1) Journal für die physiol. Tiedmann et Tréviranus, vol. iii, p. 148, 1828.

Et Bemerkungen Ueber den Bau des Kirns und Rueckenmarks. Zürich, 1838. (Extr. dans les Arch. gén. de méd., août 1840, t. viii, p. 445.)

(2) Annali universali di Modena, 1831.

(3) Voir, dans les Arch. génér. de méd., numéros d'avril, mai, juin et juillet 1841, notre mémoire intitulé : Rech. expérim. et pathol. sur les fonct. des faisceaux de la moelle épinière et des racines des nerfs rachidiens.

(4) De connexu inter nervum vagum et nervum accessorium Willisii. Copenhague, 1837.

la sensibilité exquise dont jouit la muqueuse du larynx ? Mais passons aux résultats fournis par l'expérimentation.

§ III. — EXPÉRIENCES SUR LE NERF ACCESSOIRE DE WILLIS.

Après plusieurs tentatives infructueuses, sur des chiens, pour couper le spinal de chaque côté, Bischoff parvint à son but sur un chevreau, *et l'animal perdit complètement la voix* ; donc, selon cet expérimentateur, le nerf vocal ou récurrent, c'est-à-dire le nerf qui anime tous les muscles du larynx, hormis les crico-thyroïdiens, ne vient pas du pneumo-gastrique, mais bien du spinal.

L'expérience de Bischoff, faite une seule fois avec succès, n'a été reproduite par aucun physiologiste, que je sache. Voici les résultats auxquels je suis arrivé, en expérimentant sur plusieurs chiens, deux chevreaux et un cheval : quatre chiens et les deux chevreaux sont morts d'hémorragie, sans que j'aie obtenu rien de satisfaisant ; sur deux autres chiens, j'ai déterminé une raucité de la voix très remarquable. L'autopsie a démontré que la destruction des nerfs accessoires de Willis n'était pas complète. Rien n'est difficile, en effet, comme de diviser tout à fait leurs filets supérieurs, qui forment des petits faisceaux très rapprochés de l'origine du pneumo-gastrique. Mais sur un septième chien, le résultat, quoique n'ayant pas été absolu, m'a semblé, ainsi qu'à tous ceux qui assistaient à l'expérience, confirmatif de l'opinion de Bischoff. Ainsi, ayant agi sur le nerf spinal du côté droit, nous déterminâmes une raucité de la voix beaucoup plus prononcée que dans les deux cas précédens, et qui s'augmenta encore quand j'eus expérimenté sur le spinal du côté gauche. Néanmoins je n'obtins pas encore une aphonie complète. J'eus alors l'idée de fendre la membrane thyro-hyoïdienne et (en évitant avec soin la lésion des deux récurrens) de renverser le larynx au-devant du cou de l'animal, pour juger des mouvemens de la glotte ; et nous ne fûmes pas peu surpris en voyant qu'à droite la paralysie était complète, tandis qu'à gauche on apercevait encore de légers mouvemens. J'annonçai qu'à l'autopsie, si l'opinion de Bischoff était vraie, nous devions rencontrer une destruction complète du nerf spinal droit, et incomplète du côté gauche. Notre prédiction se réalisa de la manière la plus satisfaisante. Cette expérience me paraît bien probante. En voici une autre sur le cheval, qui me paraît au moins aussi confirmative de cette vérité, que le pneumo-gastrique n'influence en aucune façon les mouvemens du larynx. A Montfaucon, je fis abattre un cheval, en présence de plusieurs élèves, qui assistaient à mon cours de vivisections ; j'enlevai les lobes cérébraux, et mis à nu le spinal et le pneumo-gastrique, puis je fendis la membrane thyro-hyoïdienne, et je renversai le larynx en avant, de manière à bien voir l'ouverture de la glotte. J'appliquai les deux pôles d'une pile de vingt couples au nerf spinal, au moment où il s'engage dans le trou déchiré postérieur, et nous vîmes tous, à plusieurs reprises, des secousses convulsives dans le côté correspondant de la glotte ; au contraire, nous n'observâmes aucun mouvement de cette partie en galvanisant, dans le même point, le nerf pneumo-gastrique. Avant de galvaniser les racines du nerf vague, nous ne saurions trop dire combien il importe d'éloigner avec le plus grand soin tous les filets radiduculaires du spinal.

Quoique, dans toutes ces expériences, nous n'ayons pas pu parvenir à des résultats absolus, il n'en est pas moins vrai que ceux qui se sont offerts à notre observation confirment la doctrine dans laquelle une portion du nerf spinal est réputée animer les muscles du larynx.

Résumons, dans les courtes propositions qui suivent, les faits *expérimentalement* établis dans ce mémoire :

A. Les nerfs laryngés supérieur et inférieur influencent la phonation ;

B. Des deux rameaux fournis par le laryngé supérieur, *l'externe seul*, quand on l'excise, modifie la voix, et *l'interne* ne préside point à la contraction du muscle arythénoïdien ;

C. Il suffit de couper les filets du *rameau externe* qui se rendent aux muscles crico-thyroïdiens, pour déterminer une raucité désagréable de la voix ;

D. Chez les jeunes animaux, qui, après l'excision des récurrens, poussent encore des cris aigus, la section de ces filets des crico-thyroïdiens empêche ces cris en même temps qu'elle augmente la gêne de la respiration ;

E. On doit distinguer dans la glotte deux portions : l'une *vocale*, l'autre *respiratoire*, et leur dimension relative varie selon l'espèce, mais surtout suivant l'âge des animaux ;

F. Les différences dans la grandeur relative de ces deux portions, celles qui résultent de la forme et de la dureté des cartilages arythénoïdes, aux divers âges, peuvent servir à expliquer : 1° pourquoi la suffocation imminente à un âge cesse de l'être à un autre ; 2° pourquoi les chiens jeunes, auxquels on a excisé les récurrens peuvent encore faire entendre des sons remarquables par leur acuité, tandis que les chiens plus âgés restent aphones ;

G. Tandis qu'il existe des muscles qui dilatent la glotte *entière* (*m. crico-arythénoïdiens postérieurs*), il y a, au contraire, des muscles qui président surtout à la constriction de la glotte vocale (*m. crico-arythénoïdiens latéraux*), et un autre (*m. arythénsïdien*), qui est plus spécialement affecté à la constriction de la glotte respiratoire ; l'existence de ce dernier muscle était aussi nécessaire à la production des tons aigus qu'à l'occlusion complète de la glotte, occlusion indispensable, surtout dans les grands efforts d'expulsion ;

H. Ces divers muscles sont animés par les nerfs récurrens, qui, par conséquent, se distribuent à la fois aux agens constricteurs et dilatateurs de la glotte ;

I. Il est donc inexact d'avancer que l'occlusion de la glotte, qui suit, dans certains cas, la section des récurrens, soit due aux muscles constricteurs, qui conserveraient encore leur action ;

J. Les animaux privés de leurs nerfs récurrens respirent plus vite qu'à l'état normal ;

K. Le pneumo-gastrique préside à la sensibilité du larynx dont les mouvemens intrinsèques sont subordonnés au nerf accessoire de Willis.

BIBLIOGRAPHIE.

GALIEN. De Hippocratis et Platonis decretis, l. II, cap. 6. — De Locis affectis, l. I, cap. 6. *Venetiis* 1576.

VÉSALE. De corporis humanis fabricâ. Basileæ 1555.

RIOLAN. Encheiridium anat. *Parisiis* 1562, p. 243.

BIDLOO. Exercitationes anatom. chirurg. *Lugd. Batavorum* 1708, p. 2.

DRELINCOURT. Experim. anatom. *Lugd. Batavorum* 1681, p. 11.

HALLER. Elementa physiologiæ, t. III, p. 386 et 409.

DODART. Mémoires de l'Académie des sciences, an. 1706.

FABRICE D'AQUAPENDENTE. De voce, de laryngis actione quæ est spiritus cohibitio, c. 9, part. 2.

GOERRES. Exposition der physiol. *Coblentz* 1805.

DUPUYTREN. Expériences touchant l'influence que les nerfs du poumon exercent sur la respiration. Dans BIBLIOTH. MÉD., t. XVII, 1807.

LEGALLOIS. OEuvres physiologiques, t. I, p. 170 et suiv.

MAGENDIE. Elém. de physiol., 1836, t. I, p. 288, 302, 294, 295. — T. II, p. 354.

ISID. BOURDON. Recherches sur le mécanisme de la respiration, 1820, c. 4.

KRIMER. Physiol. untersuchungen, 1820, p. 142.

BLANDIN. (Thèse inaug.) Traité d'anat. topograph., p. 192, 2e édit., 1834.

ARNOLD. Journal, die physiol. de Tiedemann et Treviranus, vol. III, p. 148, 1828. — Et Bemerkungen ueber den bau des Hirns und Rueckenmarks. *Zurich* 1838. Ext. dans les ARCH. GÉN. DE MÉD., août 1840.

SÉDILLOT. (Thèse inaug., n° 274, 1829.) Fonctions du nerf pneumo-gastrique.

MALGAIGNE. Nouvelle théorie de la voix humaine. Dans ARCH. GÉNÉR. DE MÉD., 1831.

BISCHOFF. Nervi accessorii Willisii anatomia et physiologia. *Heidelberg* 1832.

SCARPA. Annali universali di Modena, 1831.

BRACHET. Fonctions du système nerveux ganglionnaire. Art. *respiration*.

BENDZ. De connexu inter nervum vagum et accessorium Willisii. *Copenhague* 1837.

Muller. Physiologie du système nerveux. Trad. de Jourdan, t. i, p. 322 et t. ii. Art. *voix*.

Cruveilhier. Anat. descript., 2e vol., p. 672.

Valentin. De functionibus nervorum cerebralium et nervi sympathici, p. 47. *Berne* 1839.

A propos de cette question : Le nerf *pneumo-gastrique* peut-il être assimilé à la racine postérieure, et *le spinal* à la racine antérieure d'un nerf rachidien ? Voir notre mémoire intitulé : Recherch. expér. et pathol. sur les fonctions des faisceaux de la moelle épinière et des racines des nerfs rachidiens, etc. Dans Arch. gén. de méd., 1841.

Gaubric. Cas d'asphyxie produite par le passage des deux nerfs laryngés inférieurs à travers une tumeur encéphaloïde de la glande thyroïde. Dans Bulletin de la société anat., Juin 1841.—Rapport de M. Gosselin sur cette observation.

TABLE ANALYTIQUE.